# Pranayama

A respiração para revitalização energética

# Scott Shaw

# Pranayama

### A respiração para revitalização energética

Tradução de
ALICE XAVIER

NOVA ERA

CIP-Brasil. Catalogação-na-fonte
Sindicato Nacional dos Editores de Livros, RJ.

Shaw, Scott, 1958-
S542p    Pranayama: a respiração para revitalização energética /
Scott Shaw; tradução de Alice Xavier. – Rio de Janeiro:
Nova Era, 2007.

Tradução de: The Little Book of Yoga Breathing
ISBN 978-85-7701-167-4

1. Pranayama. 2. Hatha ioga. 3. Respiração. I. Título.

CDD – 613.7046
07-2207                     CDU – 613.72

Título original norte-americano:
THE LITTLE BOOK OF YOGA BREATHING

Copyright da tradução © 2006 by EDITORA BEST SELLER LTDA.
Copyright © 2005 Scott Shaw

Publicado originalmente por Red Wheel/Weiser, York Beach, ME, sob
o título THE LITTLE BOOK OF YOGA BREATHING.

Todos os direitos reservados. Proibida a reprodução, no todo ou em
parte, sem autorização prévia por escrito da editora, sejam quais forem
os meios empregados, com exceção das resenhas literárias, que podem
reproduzir algumas passagens do livro, desde que citada a fonte.

Direitos exclusivos de publicação em língua portuguesa para o Brasil
adquiridos pela EDITORA NOVA ERA um selo da EDITORA BEST SELLER LTDA.
Rua Argentina, 171 – Rio de Janeiro, RJ – 20921-380 – Tel.: 2585-2000
que se reserva a propriedade literária desta tradução

Impresso no Brasil

ISBN 978-85-7701-099-8

PEDIDOS PELO REEMBOLSO POSTAL
Caixa Postal 23.052
Rio de Janeiro, RJ – 20922-970

# Sumário

Introdução   7

**Fundamentos do Pranayama   13**
   Sua Primeira Respiração Consciente   15
   Elementos Essenciais da Respiração   17

**As Respirações que Intensificam a Energia   25**
   Respiração Básica para Aumentar a Energia   27
   Kapalabhati: Crânio Cintilante   31
   Bastrika: A Respiração do Fole   35
   Murcha: A Respiração da Retenção   39
   Kumbhaka: A Respiração Pura   43
   Ujjayi: A Respiração Sibilante   47

## As Respirações Calmantes  51

Sukha Purvaka: A Respiração Fácil  53

Sithali: A Respiração Refrescante  55

Sitkari: A Respiração da Sucção  59

Brahmari: A Respiração de Zumbido  61

Nadi Sudi: A Respiração que Purifica
os Nervos  65

## Pranayama em Movimento  69

Pranayama em Pé  73

Pranayama Inclinado  77

Tensão Dinâmica I: Empurrar a Montanha  79

Tensão Dinâmica II: Suspender o Céu  83

Caminhada do Pranayama  87

Posfácio  93

O Autor  95

# Introdução

A sociedade contemporânea muda tão rapidamente que de vez em quando, para conseguirmos acompanhar o ritmo frenético, precisamos recarregar nossas energias. Com freqüência, tentamos remediar o problema ingerindo bebidas cafeinadas e alimentos ricos em açúcar. Além dos evidentes prejuízos à saúde, suprir energia assim faz com que o metabolismo tente, após a temporária estimulação, restaurar seu próprio equilíbrio, deixando-nos ainda mais esgotados.

Como podemos, então, rejuvenescer o corpo e a mente de forma rápida e saudável nos momentos de necessidade? O método natural, aquele que oferece vigor instantâneo e renovado, tem milhares de anos e não envolve mais que algumas respirações conscientes.

## A Respiração Humana Essencial

O ar que respiramos é nosso passaporte para a vida. Podemos viver poucos dias sem água e alguns dias sem comida, mas no momento em que nos é retirado o oxigênio nosso corpo físico começa imediatamente a morrer. É razoável, portanto, afirmar não só que a respiração é o elemento mais essencial à vida, mas também que a respiração correta promoverá um aumento geral na qualidade de vida.

## Benefícios Energéticos do Pranayama

A moderna ciência médica nos ensina que por intermédio de exercícios físicos o corpo humano absorve quantidades de oxigênio maiores que as exigidas para a simples sobrevivência. Isso resulta não só em um sistema cardiovascular mais forte, mas também num estado intensificado de saúde física e mental. Observe um atleta que participa de uma atividade esportiva cardiovascular e você verá alguém que possui bem-estar físico e mental superiores, além de enorme quantidade de energia. Por outro lado, observe indivíduos sedentários e verá, em geral, pessoas apáticas e desmotivadas.

Embora os exercícios físicos sejam, comprovadamente, importantes para a saúde, nem sempre conseguimos realizá-los — principalmente quando, sujeitos a pressões de tempo, nos arrastamos ao final de um dia de trabalho quase que inteiramente passado sentados atrás de uma mesa de trabalho. Felizmente, existe outra forma de explorarmos o nível energético experimentado por atletas profissionais. Esse método é conhecido pelo nome de *pranayama,* uma palavra que vem do sânscrito antigo.

Pranayama é a ciência do controle da respiração, praticada há milhares de anos na Índia. As antigas técnicas de pranayama ensinam a assumir o controle consciente da respiração e a absorver mais oxigênio vitalizador. Com exercícios simples, porém precisos, é possível conseguir uma completa revitalização, no momento e no lugar que sentirmos necessidade.

Os tradicionais exercícios de controle respiratório que apresentamos aqui não são técnicas metafísicas abstratas cujo domínio irá exigir anos de treinamento sob a orientação de um mestre espiritual. São práticas fáceis e comprovadas, que podem ser implementadas em qualquer lugar. Algumas não exigem nem mesmo movimento físico, podendo ser executadas na presença de outras pessoas sem sequer atrair qualquer atenção desnecessária.

## O Uso do Pranayama para se Acalmar

Nosso dia-a-dia, freqüentemente, faz com que precisemos de uma injeção de energia — o que nos deixa extremamente agitados. Em conseqüência das tensões da vida cotidiana, muitos de nós sentimos a pressão arterial subir e o coração palpitar. A antiga ciência do pranayama também utiliza métodos básicos para recuperar rapidamente o foco do corpo e da mente, e acalmar pensamentos e emoções desenfreados. Para tanto, bastam algumas técnicas respiratórias simples.

Os exercícios energéticos de pranayama são, com freqüência, os mais procurados e praticados. É importante lembrar, entretanto, que todas as técnicas de pranayama têm por conseqüência a entrada de quantidades adicionais de oxigênio no corpo, de uma maneira altamente específica. Assim, embora o efeito geral de determinados exercícios de pranayama possa levar o corpo e a mente a se acalmarem e a se tornarem mais reflexivos e meditativos, a técnica nos ajuda, a sermos indivíduos mais vigorosos, do ponto de vista físico e mental.

Este pequeno manual oferece a informação necessária para executar essas técnicas respiratórias. Ao praticá-las, você perceberá imediatamente que o pranayama tem potencial para rapidamente mudar sua vida de forma positiva. Você conseguirá elevar o nível de energia em momentos de necessidade ou acalmar e relaxar corpo e mente quando precisar concentrar a atenção e relaxar.

A revitalização da energia e a concentração da mente estão a apenas um suspiro de distância. Respire...

# Fundamentos do Pranayama

O termo sânscrito *pranayama* compreende dois componentes: *prana* (força vital) e *ayama* (extensão). Portanto, pode ser literalmente resumido como "a extensão da força vital".

Da Antigüidade a nossos dias, entendemos que a respiração faz mais que suprir o corpo do oxigênio necessário à vida. Quando controladas, a inspiração e a expiração purificam e limpam o indivíduo — e podem acalmar a mente agitada ou energizar o corpo extenuado.

# Sua Primeira
# Respiração Consciente

O nível mais básico de pranayama ensina simplesmente a guiar algumas inspirações profundas para dentro do abdômen. Essa técnica é conhecida em sânscrito como *deergha swasam* — respiração profunda.

Não há tempo como o presente. Neste exato momento, onde quer que você esteja, respire profundamente. Inspire o ar pelas narinas, de forma lenta e uniforme, dirigindo o ar para o abdômen. Enquanto faz o movimento, sinta a região do estômago se expandir com a nova força vital que está inflando seu corpo. Depois de prender essa respiração por um ou dois segundos, solte o ar pelo nariz no mesmo ritmo em que foi inspirado.

Este singelo exercício de pranayama proporcionará intensa revitalização quando você sentir cansaço, apatia ou estresse — e também lhe oferecerá uma dose imediata de *prana*. Pratique o exercício várias vezes ao dia, simplesmente para limpar os pulmões de impurezas e realinhar seu ser interior com a energia cósmica de prana. Depois você pode prosseguir sua vida de forma muito mais centrada e revigorada.

# Elementos Essenciais da Respiração

Respirar conscientemente é seu primeiro passo em direção a uma vida mais refinada e cheia de energia. É essencial que você conheça seus hábitos respiratórios, para ter certeza de respirar corretamente.

## OBSERVANDO SUA RESPIRAÇÃO NATURAL

Comece agora mesmo uma análise consciente de sua respiração. Feche os olhos e observe-a por alguns instantes, enquanto responde mentalmente às seguintes perguntas:

1. Você está inspirando pelo nariz ou pela boca?

2. Quando você inspira, seu peito e seu estômago se expandem ou se contraem?

3. O ar inspirado penetra profundamente no abdômen ou finaliza no peito?

4. O que você sente enquanto o oxigênio vitalizador entra e sai de seu corpo?

Agora que você observou seus padrões respiratórios naturais, determine se algum elemento precisa ser alterado e redefinido. Se constatar que está respirando de forma antinatural, não se perturbe. Em cada um dos casos mencionados, os padrões respiratórios antinaturais foram adquiridos simplesmente por questão de hábito. Sendo assim, você pode assumir o controle e respirar conscientemente de uma maneira que lhe proporcione energia física e mental intensificada.

### 1. Você está inspirando pelo nariz ou pela boca?

Se você respira pela boca, não está permitindo ao corpo filtrar e purificar naturalmente o ar absorvido. Os poluentes em suspensão no ar, não filtrados pelas narinas, acabam indo parar nos pulmões, o que faz mal à saúde.

Se você constatar que respira pela boca, corrija o problema dirigindo conscientemente a respiração para dentro do corpo pelo nariz. Com esta simples orientação, seu corpo acabará por se ajustar à maneira mais saudável de respirar.

## SCOTT SHAW

2. *Quando você inspira, seu peito e seu estômago se expandem ou se contraem?*

Se seu peito e seu estômago se contraem (em vez de se expandirem) quando você inala, o modo como está respirando é antinatural e impede a penetração em seu corpo do fluxo de prana. Neste caso, cabe a você assumir o controle de sua respiração para corrigi-la. Observe seu padrão respiratório várias vezes ao dia. Se notar que, quando inspira, contrai o peito e o estômago, leve-os a se expandirem naturalmente na inspiração e a se contraírem na expiração.

3. *O ar inspirado penetra profundamente no abdômen ou finaliza no peito?*

Se o ar inspirado penetrar só até o peito, você não permitirá que o prana revigore seu corpo e sua mente com energia, e continuará a sentir apatia e falta de energia. Logo, isso deve ser corrigido pela observa-

## PRANAYAMA

ção freqüente da respiração ao longo do dia — se você receber profundamente no abdômen o ar inspirado, pelo número suficiente de vezes, seu corpo irá adquirir esse novo hábito mais salutar.

**4.** *O que você sente enquanto o oxigênio vitalizador entra e sai de seu corpo?*

Pela observação das sensações e emoções vivenciadas enquanto essa respiração revigorante se desloca para dentro e para fora de seu corpo você elevará sua consciência a um novo nível de compreensão. A partir dessa posição, interagirá com a essência da vida e com o modo como esta o influencia em todas as situações. Você se tornará mais consciente do modo como a qualidade do ar que respira afeta seu corpo e seu nível geral de energia, além de reconhecer situações em que o corpo deixa de receber quantidade suficiente do prana vivificador, por causa do ar poluído ou mal filtrado. Você também aprenderá a perceber o ponto em que seu corpo deixa de funcionar em harmonia com os sistemas respiratório e circulatório, e poderá intensificar os exercícios físicos ou o pranayama para reforçar sua saúde geral, ou interrompê-los durante algum tempo para dar descanso ao corpo.

Se você usar propositalmente a consciência respiratória no decorrer do dia, não somente irá corrigir todos os padrões respiratórios antinaturais que adquiriu, mas também adotará um estado mais puro de compreensão física e mental, fatores essenciais a uma vida mais refinada e realizada.

## Para Assumir o Controle de sua Respiração

Agora que você já sabe respirar da maneira mais benéfica e natural, podemos avançar para as técnicas formalizadas de pranayama. Essas práticas diferem imensamente do método natural de respiração antes descrito. Em cada uma das técnicas de pranayama para controle respiratório que se seguem você irá aprender a respirar segundo um padrão altamente específico e refinado. Em cada uma delas, aprenderá a levar o ar de forma consciente para dentro do corpo, energizando cada elemento específico de seu ser físico e mental.

# As Respirações que Intensificam a Energia

Levar grande quantidade de oxigênio para dentro do corpo, de forma rápida e controlada, é a maneira mais eficiente — além de ser a mais saudável — de aumentar instantaneamente seu nível energético. Enquanto todas as formas artificiais de estimulação energética têm efeitos colaterais, a respiração é 100% natural. Ela é o modo encontrado pela natureza para lhe fornecer o incremento de energia de que necessita, sem estímulos artificiais. São necessárias apenas algumas respirações conscientes.

# Respiração Básica para Aumentar a Energia

**Benefícios:** Esses exercícios de controle respiratório proporcionam revitalização energética instantânea, além de aumentar a concentração mental.

**Técnica:** Comece exatamente onde está. Sente-se com a coluna reta. Movimente o pescoço um pouco para aliviar qualquer tensão inicial. Feche os olhos. Durante algum tempo, observe seu padrão natural de respiração. Concentre-se em cada respiração vitalizante que entra em seu corpo pelo nariz. Observe mentalmente o ar se deslocar profundamente para dentro dos pulmões enquanto seu estômago se expande. Conscientemente, reconheça que a respiração é sua chave para a vida — ela é a dádiva universal que permite seu corpo funcionar. Sinta o ar permeando seu ser como a essência da vida.

Depois de observar alguns ciclos respiratórios naturais, deliberadamente respire fundo pela boca, uma vez. No momento em que os pulmões se encherem, imediatamente solte o ar pela boca. Acabando de soltar o ar, novamente respire fundo pela boca. Depois de encher os pulmões, volte a soltar o ar pela boca.

Pratique esse movimento por três ou quatro ciclos respiratórios e depois se permita respirar naturalmente pelo nariz algumas vezes. Enquanto faz isso, perceba o modo como seu corpo, instantaneamente, se torna revitalizado pela rápida ingestão de ar.

Após alguns momentos de contemplação, passe ao estágio seguinte dessa técnica de controle respiratório. Inspire o ar pela boca, de forma poderosa e pro-

## PRANAYAMA

funda. Deixe esse bocado de ar expandir seu peito e seu estômago. Inspire a maior quantidade de ar possível. Quando os pulmões estiverem cheios, feche a boca e prenda a respiração pelo intervalo aproximado de dois segundos, aproveitando conscientemente o poder desse alento. Agora, solte o ar pela boca numa expiração suave. Continue a expirar até os pulmões ficarem inteiramente vazios.

Se você for como a maioria das pessoas que não praticaram anteriormente nenhum controle respiratório, vai perceber que um pouco do ar ainda permanece nos pulmões. Durante a maior parte de nossas vidas, esse ar residual passa despercebido. Entretanto, a partir do momento em que começamos a praticar conscientemente o controle respiratório, adquirimos uma consciência aguçada de nosso sistema respiratório. Para obrigar a expulsão do ar residual dos pulmões você deve contrair os músculos da parte superior do abdômen. Desse modo, não só irá expelir os elementos de poluição ambiental que conseguiram entrar em seus pulmões, mas também começará a treinar o corpo a usar a respiração da maneira mais benéfica — com inspirações e expirações completas.

Quando todo o ar tiver sido expelido dos pulmões, perceba esse vazio. Vivencie a leveza de seu corpo quando o ar está completamente ausente dos pulmões. Depois de uns segundos de reflexão, torne a inspirar profundamente e depois solte o ar, seguindo o mesmo padrão.

Faça três ou quatro ciclos desse exercício. Após ter completado o último ciclo, abra os olhos e observe que o mundo possui uma nova nuance, em decorrência de seu corpo ter sido revitalizado por quantidades maiores de oxigênio.

# Kapalabhati: Crânio Cintilante

Em sânscrito, *kapalabhati* significa "crânio cintilante".

*Benefícios*: Esse exercício é uma antiga técnica de controle respiratório que, usada adequadamente, não só revitaliza instantaneamente o corpo como ainda acelera intensamente o grau de percepção mental do praticante.

*Técnica*: Sente-se e movimente por alguns segundos a parte superior do corpo e o pescoço, para renovar a circulação em qualquer músculo tenso. Depois, endireite a coluna e feche os olhos. Concentre-se na respiração e comece a observar a força natural da energia revitalizante entrar e sair de seu corpo pelo nariz.

Depois de se concentrar, inspire pelo nariz uma boa quantidade de ar. Deixe que os pulmões se encham. Enquanto faz isso, observe seu peito e seu estômago se expandirem. Agora, com os pulmões completamente cheios de oxigênio, quando chegar o momento de expirar, force o ar para fora do corpo pelo nariz com um impulso rápido e intenso. Imediatamente, inspire de novo o ar, com força, pelas narinas. Quando esse ar tiver acabado de entrar, empurre-o para fora.

Cada inspiração e cada expiração praticadas nessa técnica devem levar, aproximadamente, um segundo. Em momento algum você deve prender o ar nos pulmões. O ar deverá ser rapidamente levado para dentro e, depois, expelido com a mesma rapidez.

# PRANAYAMA

No estágio inicial dessa técnica de controle respiratório você deve realizar três ciclos de 10 inspirações. No final de cada ciclo, expulse de forma lenta e controlada o último volume de ar. Depois, inspire e expire naturalmente pelo nariz por aproximadamente três ciclos respiratórios. Depois que o ar final tiver sido conscientemente liberado, reinicie o padrão respiratório acelerado de inspiração e expiração.

Nos estágios iniciais dessa prática é comum sentir a cabeça ligeiramente aérea. Se a situação ficar incômoda para você, então limite a prática a um ou dois ciclos. Depois que o corpo se habituar à prática de kapalabhati, você poderá estendê-la e chegar a 10 ciclos de 30 respirações cada.

# Bastrika:
# A Respiração do Fole

A palavra de sânscrito *bastrika* significa "foles". O termo é empregado em alusão à ferramenta usada pelos ferreiros para atiçar o fogo.

*Benefícios*: Os benefícios da prática da bastrika são a rápida revitalização energética e o aumento da circulação sangüínea. Ela também ajuda a aquecer o corpo quando sentimos frio.

*Técnica*: Sente-se em posição confortável, com a coluna reta. Feche os olhos e por alguns momentos observe seu padrão respiratório natural. Depois de se concentrar devidamente, feche a boca e rapidamente inspire e expire o ar pelo nariz 10 vezes. Não permita que o ar percorra profundamente o interior do seu corpo. Em vez disso, faça com que a respiração seja curta e rápida. O foco da prática é a expiração. Como num fole que atiça o fogo, a cada inspiração permita que o ar seja rapidamente empurrado para fora.

Tão logo houver completado a 10ª respiração curta e rápida, inspire profundamente pelo nariz. Permita que o ar inspirado viaje para dentro do corpo. A essa altura, incline o pescoço e deixe o queixo se apoiar no peito, retendo assim, profundamente, o prana em seu corpo. Segure a respiração, mantendo-se nessa posição pelo tempo que for confortável. Então, levante a cabeça e solte completamente o ar. Repita imediatamente o ciclo inteiro, começando com as respirações rápidas.

## PRANAYAMA

Comece a prática da bastrika de modo lento e gradual, observando como seu corpo reage a essa técnica de pranayama. Nos estágios iniciais da prática, devem ser realizados de um a três ciclos completos de bastrika. Antes de aumentar a freqüência dessa prática é preciso sentir-se confortável com ela. Se você exagerar nesse exercício, poderá acabar ficando tonto o que, obviamente, não lhe trará vantagens.

O ideal é que sejam realizados três ciclos completos da respiração bastrika; entretanto, mesmo praticando apenas um ciclo você notará instantaneamente um aumento de energia.

# Murcha:
# A Respiração da Retenção

A palavra do sânscrito
*murcha* significa "reter".

*Benefícios*: A técnica de murcha tem por objetivo aumentar a energia mental e proporcionar uma sutil sensação de euforia.

*Técnica*: Sente-se numa posição confortável, feche os olhos e faça algumas respirações profundas e conscientes pelo nariz. Não prenda o ar. Permita simplesmente que ele entre em seu corpo e seja expirado seguindo um padrão natural. Isso intensificará prontamente seu nível de energia e limpará seus pulmões.

Quando sentir a mente pronta, respire outra vez profundamente pelo nariz e dirija o ar para dentro de seu corpo. Dessa vez, prenda a respiração. Da mesma forma que fez em bastrika, dobre o pescoço até o queixo encostar no peito, se for possível.

Prenda a respiração e mantenha essa posição enquanto for confortável para você. Levante, então, a cabeça e solte o ar pelo nariz. Depois que o ar for completamente expelido, repita o ciclo, começando com uma respiração profunda pelo nariz.

Como em todas as técnicas de pranayama, é essencial nunca forçar o corpo. Deve-se praticar de um a cinco ciclos de murcha. Não prenda o ar por mais tempo que o conveniente. À medida que for progredindo, o período durante o qual você consegue prender sem desconforto a respiração se estenderá naturalmente.

# *Kumbhaka:*
# A Respiração Pura

Em sânscrito, *kumbhaka* refere-se
a "respiração pura".

*Benefícios*: Kumbhaka é uma respiração projetada
para aumentar sutilmente a energia física e mental.
Além disso, proporciona ao praticante uma acentua-
da sensação de consciência mental e espiritual.

*Técnica*: Comece numa postura sentada. Feche os
olhos, endireite a coluna vertebral e por alguns mo-

mentos concentre a atenção em seu padrão respiratório natural. Ao mesmo tempo, concentre a mente na energia proporcionada a cada inspiração.

Quando estiver pronto, feche a narina direita com o polegar direito. Inspire profunda e rapidamente pela narina esquerda. Também profunda e rapidamente, puxe o ar para dentro do corpo fazendo uma contagem mental de "um, dois, três, quatro, cinco, seis".

No momento em que a inalação estiver completa, solte o ar imediatamente pela narina esquerda (a mesma pela qual foi inalado). Enquanto expulsa o ar, faça a mesma contagem mental de "um, dois, três, quatro, cinco, seis". Trate de empurrar conscientemente para fora dos pulmões todo o ar remanescente.

Quando o ar tiver sido expulso por completo, vivencie a ausência de respiração durante uma contagem mental de "um, dois, três, quatro, cinco, seis, sete, oito, nove, dez, onze, doze".

## PRANAYAMA

Completada a contagem, alterne o lado — feche a narina esquerda com o polegar esquerdo e dê início ao processo no lado oposto.

É importante não causar tensão nem fadiga ao corpo. Quando você começar a praticar essa técnica de pranayama, realize-a por três ciclos, ou até menos, caso três repetições lhe pareçam excessivas. À medida que for progredindo na técnica, aumente as repetições até chegar a 20.

# Ujjayi: A Respiração Sibilante

Em sânscrito, *ujjayi* significa "sibilante", que remete ao tipo de som emitido na prática dessa técnica.

*Benefício*: Essa respiração é destinada a aumentar sutilmente a energia e proporcionar uma sensação de maior vigor e concentração mental. De uma perspectiva metafísica, ujjayi cura afecções respiratórias como asma e bronquite.

*Técnica*: Sente-se com a coluna vertebral ereta, feche os olhos e observe por alguns momentos sua respiração natural. Quando estiver pronto, inspire o ar pelas narinas, de modo consciente e profundo. Deixe que o ar penetre em seu corpo. Enquanto inspira, vá mentalmente segurando o ar na região entre o centro do peito e a garganta.

Retenha o ar pelo tempo que for confortável. No momento de expirar, feche a narina direita com o polegar direito e solte o ar pela narina esquerda.

Depois de expelir o ar por completo, imediatamente inspire outra vez pelas duas narinas. Permita que o ar se acumule na mesma região da respiração anterior — entre o centro do peito e a garganta.

Mais uma vez, prenda essa respiração pelo tempo que for confortável e depois expire, tapando a narina esquerda com o polegar esquerdo e soltando o ar pela narina direita.

## PRANAYAMA

Nos estágios iniciais da prática, a respiração ujjayi deve ser repetida de 10 a 20 vezes, dependendo das restrições de tempo. Quando você estiver à vontade com este exercício de pranayama, aumente para 50 ou mais repetições. Esse é um exercício ideal para ser realizado pela manhã, num dia em que você sabe que seus níveis de energia serão colocados à prova.

# As Respirações Calmantes

Quando começar a prática de pranayama, lembre-se de que a energia de seu corpo não sofre um aumento geral apenas quando você está se sentindo revigorado. Em algumas ocasiões, acalmar-se é a melhor maneira de concentrar e regenerar a energia. Pratique os exercícios seguintes de pranayama quando precisar se tornar mais intuitivo e renovar sutilmente sua energia.

# Sukha Purvaka:
# A Respiração Fácil

*Sukha purvaka* significa
"a respiração fácil" em sânscrito.

*Benefícios*: Sukha purvaka é uma técnica projetada para acalmar rapidamente a mente e reduzir o ritmo cardiovascular nos momentos de estresse. Também constitui excelente técnica para se praticar antes da meditação, uma vez que invoca um estado mental claro e positivo.

SCOTT SHAW

*Técnica*: Sente-se confortavelmente com as mãos no colo, feche os olhos, mantenha a coluna ereta e observe a respiração entrar e sair naturalmente de seu corpo. Celebre a força vitalizante de cada respiração.

Ao se sentir pronto, feche a narina direita com o polegar direito. Inspire vagarosa e naturalmente pela narina esquerda. Quando a inspiração estiver completa, permita que o ar saia de seu corpo naturalmente, ainda pela narina esquerda. Faça esse exercício durante o intervalo de 12 respirações. Quando fizer a expiração final, pouse a mão direita novamente no colo, levante a mão esquerda e feche a narina esquerda durante 12 respirações naturais. Completada essa repetição, coloque as duas mãos no colo e relaxe por alguns instantes. Você se levantará num estado mental muito tranqüilo e sua consciência estará nitidamente aguçada.

# Sithali:
# A Respiração Refrescante

Em sânscrito, *sithali* significa
"a respiração refrescante".

*Benefícios*: Esse exercício de pranayama tem a finalidade de esfriar fisicamente o corpo quando exposto a temperaturas elevadas. A técnica também é usada para remover o desejo de comer, de beber água ou de dormir, quando não for possível satisfazê-los.

*Técnica*: Sente-se de olhos fechados e observe por alguns segundos o processo natural de entrada e saída de sua respiração. Depois de alcançar um relativo estado de calma, dobre a língua como uma calha circular e estenda-a para fora da boca. Enquanto respira, puxe o ar através da passagem central. Não force a inspiração, mas puxe o ar de forma consciente, enquanto mentalmente observa o prana alimentar todo o seu ser. Quando a parte final da inspiração estiver quase completada, traga a língua de volta para dentro da boca e feche os lábios. Prenda a respiração pelo tempo que for confortável. Depois, solte o ar pelas narinas.

Experimente por um momento a leve sensação de vazio decorrente da ausência de ar em seus pulmões, até sentir que é hora de respirar. Estenda novamente a língua curvada e vagarosamente inspire o ar.

Execute essa técnica de pranayama por até 15 ciclos respiratórios. Ela pode acalmar sua mente e preen-

# PRANAYAMA

cher as necessidades imediatas de seu corpo, de forma que você não se distraia por causa do frio, da sede, da fome ou do cansaço, quando estiver realizando uma atividade física ou mental.

# Sitkari:
# A Respiração da Sucção

Em sânscrito, *sitkari* significa
"sucção", o som que você emite
quando pratica esta técnica.

*Benefícios*: Sitkari é uma técnica de controle respiratório que visa a rápida tranqüilização do corpo e da mente, ao mesmo tempo em que revigora a capacidade mental. Sitkari é uma respiração purificante. Assim como a técnica detalhada anteriormente, sithali, ela impede que você sinta frio, fome e sede, ao mesmo tempo em que proporciona energia adicional.

*Técnica*: Para realizar esse exercício de pranayama você começa por se sentar e conscientemente se acomodar no assento. Endireitando a coluna, feche os olhos e observe por alguns momentos seus padrões respiratórios naturais. Quando estiver pronto, coloque a língua firmemente contra o palato. Na inspiração seguinte, puxe o ar vagarosamente pela boca. Isso vai provocar um ruído de sucção no ar que você está sorvendo. Quando essa inspiração estiver completa, relaxe a língua, feche a boca e prenda o ar nos pulmões pelo tempo que for confortável. Depois, solte o ar pelo nariz. Na inspiração seguinte, coloque a língua novamente contra o céu da boca e inspire o ar pela boca, repetindo o som de sucção.

Repita essa técnica por cinco a 10 vezes, para acalmar corpo e mente e centrar seu ser em qualquer tarefa que precise ser realizada.

# Brahmari:
# A Respiração de Zumbido

Em sânscrito, *brahmari* significa
"a respiração de zumbido",
em referência ao som emitido
ao se praticar essa técnica
de pranayama.

*Benefícios*: Brahmari é uma técnica tranqüilizante
de controle respiratório que rapidamente estabi-
liza uma mente perturbada. Ela também ativa as

esferas mais elevadas do ser. É um excelente exercício para ser praticado antes da meditação, pois permite que a mente se torne mais clara e concentrada.

*Técnica*: Sente-se, feche os olhos e faça algumas respirações, puxando o ar um pouco mais fundo que em sua respiração normal. Deixe a mente se concentrar e tranqüilizar. Quando estiver pronto, comece a inspirar pelo nariz. Enquanto inspira o ar, contraia a glote (a abertura entre as cordas vocais). Isso vai provocar um som de ronco na passagem do ar. Depois de encher os pulmões com essa inspiração, prenda o ar pelo tempo que for confortável, soltando-o em seguida pelo nariz. Continue a soltá-lo até que ele tenha saído completamente do corpo. Você pode ajudar o processo empurrando o ar remanescente para fora do corpo com os músculos do estômago, caso lhe pareça necessário. Isso feito, experimente por momentos a sensação natural de vazio e depois

## PRANAYAMA

inspire de novo, seguindo então o padrão anteriormente descrito.

Esse exercício de pranayama deve ser repetido por
cerca de 10 vezes, como recurso para acalmar e concentrar a mente.

# Nadi Sudi:
# A Respiração que
# Purifica os Nervos

Em sânscrito, *nadi sudi*
significa "a respiração que
purifica os nervos".

*Benefício*: Nadi sudi é o exercício calmante essencial para
a mente e para o corpo. Nenhuma técnica de pranayama
é tão adequada a prontamente acalmar a mente acele-
rada e reduzir o ritmo do coração disparado.

*Técnica*: Sente-se e permita-se relaxar e refletir por alguns instantes. Quando estiver pronto, feche os olhos e respire fundo. Prenda o ar pelo tempo que for confortável e depois solte conscientemente a respiração.

Coloque a mão direita no nariz e feche a narina direita com o polegar. Inspire devagar e profundamente pela narina esquerda. Observe o ar entrando vagarosamente e enchendo seu corpo numa corrente de energia calmante. Quando a inspiração estiver completa, deixe o ar permanecer nos pulmões por cinco segundos. Conte devagar: "um, dois, três, quatro, cinco." Em seguida, retire o polegar e desobstrua a narina direita. Ao mesmo tempo, feche a narina esquerda apoiando o indicador contra a mesma. Deixe o ar sair devagar e naturalmente de seu corpo pela narina direita. Quando o ar expirado tiver saído por completo, sinta o sereno vazio. Faça a contagem: "um, dois, três, quatro, cinco."

## PRANAYAMA

Quando quiser respirar, inspire pela narina direita. Prenda o ar, como descrito anteriormente, contando até cinco. No momento de expirar, feche a narina direita com o polegar, abra a narina esquerda e permita que o ar saia lentamente por ela.

Repita o processo aproximadamente 20 vezes. Nadi sudi provoca uma imediata leveza corporal e a sensação de mente calma e concentrada. É uma técnica ideal para se praticar antes de meditar ou dormir.

# Pranayama em Movimento

Antigamente se pensava que a técnica tradicional de pranayama era só um método para adeptos fervorosos depurarem vários aspectos de seu ser físico e espiritual, enquanto se alimentavam de prana, para atingir estados mais profundos de meditação e, finalmente, alcançar a iluminação. Assim, a maioria dos exercícios tradicionais de pranayama foi projetada para uma prática em postura estática ou sentada.

À medida que a ciência do pranayama se desenvolvia ao longo dos séculos, os exercícios tradicionais lançaram as bases para técnicas novas e mais ativas.

## SCOTT SHAW

Os praticantes contemporâneos podem agora incorporar antigas técnicas de controle respiratório para aumentar seu bem-estar físico e mental a praticamente qualquer movimento físico.

No mundo atual, no qual tantos passam o dia todo presos a suas mesas, muitos esqueceram o bem que pode fazer um pouco de movimento. Certamente, a ciência nos ensinou o quanto a atividade física formalizada é essencial para a redução do estresse e a melhoria da saúde física e mental. Em muitos casos, porém, é difícil interromper a rotina diária para praticar exercícios.

Há muito tempo se reconhece que o hatha yoga faz rejuvenescer o corpo e a mente. Contudo, ainda que o hatha yoga exija do praticante a execução de posturas formais, até mesmo os movimentos físicos mais corriqueiros podem elevar seu nível de energia — desde que realizados com controle respiratório. A concentração mental é essencial para levar o pranayama ao nível em que as técnicas formalizadas de controle respiratório estão integradas ao movimento. Durante todo o tempo em que você estiver integrando pranayama e movimentos precisará ficar extremamente consciente não só da respiração, mas também do próprio corpo.

# Pranayama em Pé

*Benefícios*: O pranayama em pé é um método para infundir rapidamente quantidades extras de prana no indivíduo, provendo-o de energia adicional para realizar qualquer atividade necessária. Também constitui excelente fonte de coordenação corpo/mente.

*Técnica*: Fique de pé e relaxe o pescoço, girando-o num padrão circular. Movimente as mãos e os braços para aumentar o fluxo de sangue para essas partes. Coloque as mãos nos quadris e gire a parte superior do corpo, numa rotação a partir da base da coluna vertebral. Prossiga com esses movimentos por instantes e, conscientemente, registre o aumento da circulação sangüínea no corpo.

Quando estiver pronto, deixe as mãos apoiadas nos quadris, feche os olhos e respire profundamente pelo nariz. Sinta o ar entrando em seu corpo. Quando lhe parecer adequado, solte o ar pelo nariz num ritmo natural.

Agora, deliberadamente, endireite a coluna. Com os olhos ainda fechados e as mãos nos quadris, respire fundo, puxando o ar pelo nariz. Enquanto o ar for entrando, permita que seu corpo se incline para trás a partir da base da coluna. Deixe também sua cabeça se inclinar para trás, até que a base do crânio fique apoiada no alto das costas (cuidado para não se inclinar demais, pois poderá perder o equilíbrio). Quando a ingestão de ar alcançar o clímax, relaxe e mantenha por momentos essa posição. Sinta a energia revigorante do oxigênio preso em seu corpo.

# PRANAYAMA

Enquanto solta o ar, vá aos poucos voltando à posição natural de pé. Quando o corpo estiver de novo ereto, respire naturalmente por alguns ciclos. Observe a entrada do oxigênio em seu corpo, enquanto reconhece seu poder vitalizador. Quando estiver pronto, incline-se para trás com a inspiração seguinte.

Essa técnica, como qualquer outra de pranayama, está voltada para a consciência corpo/mente. Portanto, faça o movimento de inclinação para trás em associação com a inalação do ar. A inclinação deve começar no início da inspiração e culminar quando esta se completar.

Faça esse exercício por até cinco vezes para concentrar de novo o corpo e a mente, levando os efeitos naturais do movimento e da ingestão de oxigênio adicional a regenerarem seu ser físico e mental.

◎

# Pranayama Inclinado

*Benefícios*: Como no caso do pranayama de pé, a técnica inclinada é uma ferramenta para a coordenação corpo/mente e para a revitalização da energia.

*Técnica*: Fique em pé e movimente o corpo para liberar qualquer tensão muscular e ativar a circulação sangüínea. Respire fundo algumas vezes, puxando o ar pelo nariz, provocando a entrada de novo prana em seu ser.

Feche os olhos e separe os pés mais que o normal, na largura aproximada dos ombros. Deixe os braços penderem naturalmente ao longo do corpo. Durante alguns ciclos respiratórios, observe seus padrões naturais de respiração.

Quando estiver pronto, inspire profundamente pelo nariz. Segure o ar nos pulmões por um segundo. Imediatamente, incline-se para o lado direito. Deixe o braço direito se afastar naturalmente do corpo. Enquanto se inclina, solte a respiração pelo nariz, em três exalações distintas. Quando o ar tiver saído por completo, faça o corpo voltar à posição ereta e, em seguida, respire fundo de novo, pelo nariz. Prenda novamente o ar, só por um segundo, soltando-o em três expirações distintas, enquanto se inclina para o lado esquerdo.

Execute essa revigorante técnica de pranayama por até 10 vezes, para revitalizar o corpo e a mente com nova energia de prana e proporcionar à mente a capacidade de se concentrar em tarefas difíceis.

◎

# Tensão Dinâmica I: Empurrar a Montanha

Os exercícios de tensão dinâmica são um método para tensionar conscientemente os músculos de uma região específica do corpo. Os atletas profissionais que desejam desenvolver um grupo muscular muito definido normalmente usam esse método de exercício. Mais do que uma técnica para crescimento muscular, entretanto, a tensão dinâmica leva o fluxo sangüíneo adicional a circular através do corpo. Portanto, usados em associação com o controle respiratório do pranayama, tais exercícios podem revigorar instantaneamente o corpo e a mente.

*Benefícios*: Esse exercício é ideal não só para tonificar o corpo mas também para renovar a mente e a energia em momentos de necessidade.

*Técnica*: Comece numa posição de pé, com as mãos soltas ao lado do corpo. Feche os olhos e observe seu padrão natural de respiração. Inicie o exercício quando sua mente estiver concentrada e preparada para ser receptiva à energia revitalizante.

Respirando pelo nariz, inspire profundamente. Quando completar a inspiração, retenha o ar no abdômen, contando até 10. Então, solte o ar pelas narinas.

Após expirar por completo, inspire devagar e profundamente pelo nariz e dê um passo à frente com a perna esquerda. Enquanto continua a inspirar, dobre os cotovelos e levante as mãos com as palmas para fora, até a altura do peito. Prenda a respiração e conte até 10.

Agora, enquanto expira pela boca, contraia os músculos dos ombros, das costas, dos braços e das mãos.

# PRANAYAMA

Energicamente, faça o movimento de empurrar para a frente com as palmas das mãos abertas, visualizando uma montanha que se move sob a força de seu empurrão.

Depois de expulsar completamente o ar, mantenha a posição enquanto conta até 10 e experimenta a ausência da respiração. Deixe os braços estendidos à frente e observe o aumento substancial da circulação sangüínea nos braços e nos ombros, na parte superior das costas e nas pernas, levando a energia revigorada a pulsar através de seu corpo.

No momento de respirar novamente, inspire o ar e, ao mesmo tempo, dê um passo à frente, colocando a perna direita diante da esquerda e trazendo as mãos abertas de volta à posição inicial, junto ao peito. Prenda essa respiração, contando até 10.

Quando for hora de expirar, volte a empurrar a montanha enquanto estende as palmas das mãos para longe do peito. Depois de soltar o ar, mantenha-se na mesma posição enquanto conta até 10, e vivencie a ausência de respiração.

Faça esse exercício de tensão dinâmica do pranayama até 10 vezes. Ele lhe proporcionará nova vida, fortalecendo suas mãos, seus braços e a parte superior do corpo.

# Tensão Dinâmica II: Suspender o Céu

*Benefícios*: Como no caso de empurrar a montanha, esse é um exercício ideal para tonificar seu corpo e revitalizar sua energia.

*Técnica*: Comece numa posição de pé; pernas afastadas até a largura dos ombros e as mãos pendendo naturalmente ao lado do corpo. Feche os olhos. Relaxe qualquer tensão mexendo ligeiramente a cabeça, a parte superior do corpo e os braços.

Quando estiver pronto, coloque-se na posição e observe por alguns instantes seu padrão respiratório natural. Então, respire fundo pelo nariz. Prenda o ar enquanto conta até 10, depois solte-o pelo nariz.

Inspire novamente pelo nariz enquanto vai subindo as mãos ao longo do corpo. Quando elas alcançarem a altura dos ombros, vire as palmas para cima na direção do céu. Prenda o ar e conte até 10 enquanto experimenta o poder vitalizador da respiração.

Quando chegar o momento, expire pela boca. Enquanto vai soltando o ar, comece a empurrar para cima com um movimento poderoso, embora controlado, da parte superior do corpo. Veja-se empurrando mentalmente o céu para cima. Seus braços devem alcançar o ponto mais alto quando a expiração se completar. Experimente o poderoso vazio dessa ausência de ar em seu corpo, enquanto conta até 10.

Agora, enquanto inspira devagar, vá descendo os braços ao longo do corpo e depois volte ao nível dos ombros ao completar a inspiração. Prenda o ar e conte até 10, e então empurre o céu enquanto expira.

Faça o exercício de levantar o céu durante cinco ciclos respiratórios. Isso lhe permitirá não só uma concentração aguda da mente mas também o fortalecimento do corpo com energia novamente revitalizada.

# Caminhada do Pranayama

*Benefícios*: Pela própria natureza, a caminhada é uma atividade que induz o prana. Quando você caminha, aumenta de forma segura seu ritmo cardiovascular e o corpo começa, naturalmente, a absorver mais oxigênio vitalizador. Você acumula energia mais depressa e leva consigo essa energia pelo resto do dia.

Embora muita gente caminhe para manter a forma, a caminhada do pranayama não é do tipo aeróbico, destinado principalmente a queimar calorias e aumentar a resistência. Na modalidade do pranayama, o indivíduo caminha para ligar o corpo e a mente aos elementos mais meditativos da vida. Isso também proporciona o condicionamento físico necessário que faz aumentar naturalmente a energia.

Alguns instrutores sugerem a prática, durante a caminhada, de certos estilos de exercícios de pranayama, como a kapalabhati. A associação desse estilo de pranayama com a caminhada, ainda que viável, pode desequilibrar o corpo e provocar hiperventilação. Por isso não é a forma ideal de prática.

Quando começar sua primeira caminhada de pranayama, pense quantas vezes esteve consciente da respiração enquanto caminhava, mesmo tendo percorrido um número incalculável de quilômetros em sua vida. É isso que estabelece a diferença entre a caminhada de pranayama e a caminhada comum.

*Técnica*: Inicialmente, basta estabelecer um ponto de chegada e começar a caminhar. No início do trajeto, preste atenção à respiração. Observe como você res-

# PRANAYAMA

pira mais rapidamente quando o corpo se aquece e a circulação aumenta.

Muita gente, ao caminhar, começa naturalmente a respirar pela boca. Durante as atividades cardioaeróbicas é mais fácil respirar pela boca, uma vez que o oxigênio pode ser mais prontamente absorvido. Entretanto, para colocar em prática a caminhada de pranayama é necessário controlar a forma como se respira.

Em primeiro lugar, inspire e expire apenas pelo nariz. Se respirar conscientemente dessa forma, irá utilizar o sistema de filtragem natural do corpo. Naturalmente, se em algum momento isso ficar difícil, respire pela boca e reduza o ritmo da caminhada.

## MEDITAÇÃO EM MOVIMENTO

Se você observar conscientemente a respiração enquanto caminha, e respirar pelo nariz, levará a caminhada ao nível de uma meditação em movimento.

Já não se trata mais de simples atividade física voluntária.

Ao caminhar desse modo, pode-se obter, naturalmente, mais consciência da forma como o prana entra e sai do corpo. Nota-se que o ar inspirado revigora e fortalece. Isso se torna bastante evidente quando o ar está ausente do corpo. Assim, você não só exercita o corpo como também alcança um novo nível de refinamento mental e acumula energia para os momentos de necessidade. A partir dessa prática consciente, você entende o modo de levar com mais eficácia, quando necessário, o oxigênio rico em prana para o corpo.

## A Mente em Jogo

Uma vez consciente de sua interação com o oxigênio rico em prana, é natural brincar com seus variados efeitos. Talvez você acabe retendo o ar por um período maior que o necessário, ou inspirando conscientemente o ar em quantidades maiores que o exigido.

## PRANAYAMA

Isto não é necessariamente nocivo. Na verdade, o melhor dado sobre a respiração, principalmente no meio de uma atividade física, é que, se você não estiver respirando corretamente, de imediato seu corpo assumirá o controle do processo, forçando-lhe a seguir um padrão mais natural. Por meio dessa experiência você acabará encontrando uma nova e mais refinada compreensão do prana vitalizador que entra em seu corpo pela respiração. Isso permitirá que tire partido dessa energia essencial, nos momentos necessários.

# Posfácio

Durante séculos, as técnicas de pranayama foram ensinadas, praticadas e difundidas, deixando pouca dúvida quanto a seu valor real. Aqueles de nós que habitam este mundo moderno já não são solicitados a concentrar a prática do pranayama apenas na almejada iluminação. Em vez disso, podemos pegar esses exercícios milenares, colocá-los numa perspectiva moderna e usá-los para atender a necessidades específicas de nosso tempo histórico. O pranayama pode se transformar na ferramenta que auxilia cada um de nós a fazer sua contribuição suprema para a evolução da humanidade.

Tudo o que você precisa fazer é respirar...

Posfácio

# O Autor

Scott Shaw é um renomado escritor, professor, praticante de artes marciais e adepto do budismo. Ensina yoga há mais de 25 anos e é autor de muitos livros, entre eles *Yoga: The Inner Journey*, *About Peace*, *Zen O'Clock*, *Tao of Self-Defense* e *Nirvana in a Nutshell*.

Este livro foi composto na tipologia
Classical Garamond, em corpo 11,5/17, e impresso
em papel off-white 90g/m² no Sistema Cameron
da Divisão Gráfica da Distribuidora Record.

Você pode adquirir os títulos da Nova Era por Reembolso Postal e se cadastrar para receber nossos informativos de lançamentos e promoções. Entre em contato conosco:

mdireto@record.com.br

Tel.: (21) 2585-2002
Fax: (21) 2585-2085

*De segunda a sexta-feira,
das 8h30 às 18h*

Caixa Postal 23.052
Rio de Janeiro, RJ
CEP 20922-970

Válido somente no Brasil
www.record.com.br